Charles SÉBIN

Des Hernies ombilicales à grand diverticule sacculaire

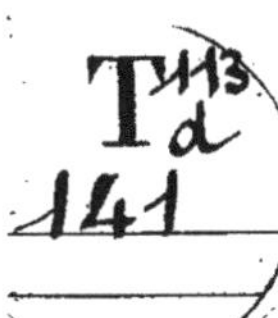

DES

HERNIES OMBILICALES

A GRAND DIVERTICULE SACCULAIRE

DES

HERNIES OMBILICALES

A GRAND DIVERTICULE SACCULAIRE

PAR

Le Dr Charles SÉBIN

LYON

A. REY & Cie, IMPRIMEURS-ÉDITEURS DE L'UNIVERSITE

4, RUE GENTIL, 4

1903

MEIS

et

AMICIS

A mon Président de Thèse

MONSIEUR LE PROFESSEUR JABOULAY

Professeur de Clinique chirurgicale,
Chirurgien des Hôpitaux.

A MONSIEUR LE PROFESSEUR-AGRÉGÉ BÉRARD

Chirurgien des Hôpitaux.

Nous tenons à remercier ici :

M. le professeur Jaboulay, qui voulut bien nous faire le grand honneur de présider cette thèse ;

M. le professeur agrégé Bérard, qui nous donna l'idée première de ce travail et nous aida de ses conseils éclairés ;

M. le Dr G. Gayet, à l'extrême obligeance duquel nous devons une de nos observations.

DES

HERNIES OMBILICALES

A GRAND DIVERTICULE SACCULAIRE

HISTORIQUE

Les hernies abdominales à diverticule sacculaire sont en général assez bien connues aujourd'hui. Cette anomalie du sac herniaire fut remarquée pour la première fois dans les hernies inguinales. Entrevue en 1810 par Pelletan et, plus tard, par Teissier, la hernie inguinale à diverticule sacculaire propéritonéal fut le sujet d'une communication de Parize, en 1852, à la Société de chirurgie.

En Angleterre, Cook, en 1847, Boikett, Hilton, en 1861, attirèrent l'attention sur cette nouvelle particularité de la hernie inguinale.

En Allemagne, quelques cas nouveaux furent observés par Frorich en 1846, par Janser en 1859, par Streubel en 1864. En 1876, Kronlein publia deux importants mémoires sur cette question, dans les *Archiv. für klinische Chirurgie*, et dont le second a pour titre : *De la hernie inguino-propéritonéale.*

Dès cette époque, la hernie inguinale à sac diverticulaire fut connue de mieux en mieux, surtout depuis les travaux de Cloquet et Demeaux et les thèses de Ramonède et de Prieur qui fit une étude anatomo-pathologique sur les hernies diverticulaires en général. Ces hernies sont du reste très fréquentes.

Les hernies crurales à diverticule propéritonéal sont aussi assez bien connues. Par contre, les hernies ombilicales à diverticules sacculaires le sont peu. C'est Terrier qui, le premier (en 1879), eut l'occasion d'opérer une hernie ombilicale à double sac ; beaucoup plus tard (en 1890), Saenger recueillit en Allemagne une observation analogue. En 1893, Savariaud publia une observation d'un troisième cas dû à M. Quénu. A peu près vers la même époque, Demons et Binaud, puis Delbet, opérèrent deux nouvelles hernies ombilicales étranglées qui présentaient les mêmes particularités anatomo-pathologiques que les précédentes.

Enfin, en 1901, M. Bérard, à l'Hôtel-Dieu de Lyon, ainsi que M. Gayet, à l'hôpital de la Croix-Rousse, soignèrent deux malades qui étaient affligées de hernies ombilicales analogues et dont nous avons pu recueillir les observations.

OBSERVATIONS

OBSERVATION I

(M. le professeur Terrier.)

Hernie à diverticule sacculaire propéritonéal.

B..., Marguerite, âgée de soixante-dix-sept ans, entre dans le service de l'infirmerie le 19 janvier 1879. Cette femme porte depuis fort longtemps, plus de vingt ans, dit-elle, une hernie ombilicale volumineuse et irréductible. Cette irréductibilité serait aussi fort ancienne, au dire de la malade.

Cette tumeur, gênante par son volume, a déterminé à plusieurs reprises des accidents passagers de rétention des matières avec ballonnement du ventre et nausées; toutefois, ces accidents ne duraient jamais plus d'un ou deux jours. Normalement, la hernie était soutenue par une pelote concave de 20 centimètres de diamètre.

Le 17 janvier, cette femme fut prise de douleurs de ventre, eut quelques coliques et les gaz ne furent plus expulsés par l'anus. Le lendemain, 18, persistance des accidents et, en plus, nausées et quelques vomissements. La malade ne fut portée à l'infirmerie que le 19 au soir.

Le 20, on constatait l'existence d'une tumeur volumineuse, arrondie, ayant 20 centimètres de diamètre, et dont la plus grande partie était située au-dessus de la cicatrice ombilicale. La portion la plus saillante de la tumeur se trouvait sur la ligne médiane, à 8 centimètres au-dessus de l'ombilic, qui restait enfoncé et placé en bas et un peu à droite de la masse principale de la tumeur. La peau était intacte, sauf en bas et à droite, où il existait une zone d'érythème paraissant dû à la pression exercée par la pelote du bandage que portait la malade. La tumeur, indolore à la palpation, sonore dans toute son étendue, était molle et dépressible dans toutes ses parties. La palpation y faisait naître de nombreux gargouillements, sans que la malade accusât de douleurs. Anorexie complète, soif vive, vomissements de toutes les substances ingérées. Température, 37 degrés.

La journée et la nuit suivante furent assez calmes; il y eut une garde-robe, mais il ne s'échappa pas de gaz par l'anus. Quelques vomissements fécaloïdes pendant la nuit.

Le 21, même état local, pas de douleurs, température, 37 degrés. La journée fut bonne, pas de douleurs, facies presque normal. Le soir, la température était de 36°8.

Dans la nuit, aggravation des accidents, douleurs vives, coliques, agitation, vomissements fécaloïdes. La malade eut une deuxième selle.

Le 22, la tumeur était devenue très douloureuse et avait notablement augmenté de volume. Le facies altéré, la peau sèche, peu mobile sur les parties sous-jacentes.

En présence de cette subite aggravation des accidents, je me décidai, non sans hésitation, à rechercher s'il était possible de découvrir la cause de ces phénomènes d'étranglement herniaire, ayant d'ailleurs peu d'espoir de réussir, vu l'énorme volume de la masse et son irréductibilité ancienne.

Opération. — Incision verticale des téguments sur la ligne médiane et longue de 10 centimètres; cette incision passait à gauche de l'ombilic, dévié à droite comme nous l'avons dit plus haut. Section du tissu cellulo-graisseux jusqu'au sac à parois fibreuses, qui est ouvert dans toute l'étendue de la plaie cutanée.

On voit alors l'épiploon, et le doigt pénètre dans une vaste cavité où l'on sent des anses intestinales.

Dans le but d'obtenir du jour, de la partie moyenne de l'incision, je fais une nouvelle incision, transversalement dirigée à gauche et perpendiculaire à la première. Cette incision a 6 centimètres de long; elle est faite moitié par le bistouri, moitié avec des ciseaux à pointes mousses.

L'épiploon qui recouvre toutes les parties est divisé entre deux ligatures, et ses deux bouts sont placés aux angles de la plaie verticale. Nous mettons alors à nu trois anses intestinales, dirigées transversalement, un peu congestionnées et accolées entre elles par des adhérences celluleuses faciles à déchirer avec le doigt ou à sectionner avec des ciseaux. On arrive ainsi à leur bord mésentérique et on constate qu'elles sont supportées par une portion du mésentère, portion longue de 3 à 4 centimètres, et qui sort de l'abdomen par une large ouverture dans laquelle pénètre facilement le doigt.

Le sac, ou mieux la loge dans laquelle se trouvent ces trois anses intestinales est nettement séparée par des cloisons fibreuses, sortes d'adhérences anciennes, d'une autre loge placée à droite de la première.

Une incision pratiquée à droite de l'incision verticale et de façon à prolonger horizontalement l'incision faite sur le côté gauche, conduit dans un sac qui, tout d'abord, paraît entièrement indépendant du premier et qui renferme un peu de liquide rougeâtre et des anses intestinales légèrement congestionnées.

Les deux loges ouvertes, on voit très bien que les mêmes anses intestinales passent de l'une dans l'autre et que la cloison interposée entre les deux loges n'est formée que par des adhérences résistantes qui compriment l'intestin, le resserrent et diminuent suffisamment son calibre pour gêner le cours des matières, sans produire toutefois d'étranglement proprement dit.

Ces adhérences sont divisées, à l'aide des ciseaux, jusqu'au mésentère, et le cloisonnement des deux loges détruit, il ne reste plus qu'une cavité unique qui paraît être le sac herniaire primitif, cloisonné ultérieurement par des néoformations inflammatoires. Dans cette cavité existent toujours les trois anses intestinales, se portant de droite à gauche, et qui ont été détachées les unes des autres.

L'anse moyenne peut seule être réduite dans la cavité abdominale; du reste, le doigt, introduit dans le collet du sac, pénètre facilement dans le ventre et sent une anse intestinale qui se dirige en bas et semble pénétrer dans un autre sac à ouverture très large.

La plaie est fermée par des sutures d'argent. Pansement phéniqué incomplètement fait, n'ayant pas encore les pièces du pansement de Lister.

La malade, fort affaiblie, avons-nous dit, ne put supporter le choc opératoire et mourut dans la journée, après avoir eu de nouveaux vomissements d'aspect fécaloïde.

Autopsie. — L'autopsie fut faite au bout de vingt-quatre heures.

Le grand épiploon, ramassé en corde, était fixé à l'anneau ombilical par toute son extrémité inférieure.

L'anse réduite pendant l'opération, facile à reconnaître, vu son état congestif, se continuait avec le bout supérieur de l'intestin grêle, mais présentait une sorte d'anneau rétréci dont les bords étaient congestionnés et qui avait dû être le siège d'une constriction assez énergique et prolongée.

L'intestin décrivait le trajet suivant: le bout supérieur, sorti de l'abdomen par l'anneau, se continuait avec une anse se portant, en haut et à gauche, dans le tissu cellulaire souscutané, y décrivant les trois quarts d'une circonférence de 6 centimètres de diamètre et retournant vers la ligne médiane pour former les trois circonvolutions découvertes pendant l'opération.

L'intestin rentrait ensuite dans l'abdomen par l'orifice herniaire, mais, au lieu d'être libre dans la cavité péritonéale, on le voyait s'engager aussitôt en avant du péritoine, dans le tissu cellulaire sous-péritonéal, en arrière des muscles de la paroi abdominale antérieure. Il descendait ainsi jusqu'au milieu de la ligne s'étendant de l'ombilic au pubis, puis remontait et se continuait enfin avec le bout inférieur de l'intestin grêle. Il existait donc, indépendamment du sac sous-cutané, un autre sac *propéritonéal,* et la partie d'intestin qui y était engagée présentait un calibre moitié moindre que celui offert par l'intestin grêle à l'état normal. Il n'y avait pas de traces de péritonite généralisée.

Etant donnée la complexité de la disposition des anses dans un sac cloisoné sous-cutané, puis dans un sac propéritonéal, il n'est pas difficile de comprendre le facile arrêt des matières, et les difficultés que nous avons rencontrées, difficultés, il faut bien le dire, qui ne nous ont que médiocrement étonné. Enfin, il faut tenir grand compte, et du retard apporté dans l'opération, et du grand âge de la malade (soixante-dix-sept ans), pour en expliquer la mort rapide et en quelque sorte sous l'influence du choc traumatique.

OBSERVATION II

(Saenger.)

Hernie à diverticule sacculaire propéritonéal.

Tumeur hernaire du volume d'une pomme apparue au cours d'une grossesse quinze mois auparavant. Quand on faisait agenouiller la malade, on constatait, au-dessus de cette hernie, une seconde tumeur trois fois plus grosse que la première.

Opération. — Division du sac inférieur, résection de l'épiploon hypertrophié qu'il contenait; débridement de l'anneau du sac et réduction du pédicule épiploïque. On constate alors la deuxième hernie, située au-dessus de la première; elle est manifestement propéritonéale et possède un pédicule propre. Dégagement et réduction de l'épiploon qu'elle contient; fermeture de l'anneau du sac. Résection de la poche et fermeture complète de la plaie par plusieurs séries de sutures à la soie. Sutures perdues; guérison sans fièvre.

OBSERVATION III

(M. Quénu, publiée par M. Savariaud.)

Hernie à diverticule sacculaire propéritonéal.

M. Savariaud présente un sac herniaire que M. Quénu a excisé en faisant une cure de hernie ombilicale à une femme de quarante-sept ans. Celle-ci présentait des antécédents intéressants: son père, son frère, sa fille sont des hernieux. Les premiers accidents remontent à douze ans.

La malade se plaignait de douleurs localisées à l'ombilic, de vomissements, de diarrhée. A son entrée, on constate une hernie ombilicale réductible, douloureuse en certains points; les muscles droits sont très écartés l'un de l'autre. Quand on essaie de réduire la hernie, le doigt pénètre dans son orifice, et cependant il existe encore une masse intestinale non réduite, comme le démontrent la percussion et la palpation.

L'opération de la cure radicale révèle un sac très épais; à l'intérieur, plusieurs anses intestinales ont une adhérence au sac par une bride du volume d'une plume d'oie et ressemblant assez à un diverticule de l'intestin. On rompt cette bride et on réduit tout l'intestin; puis on résèque le sac. Quand on examine celui-ci, on voit qu'il existe, près de sa circonférence d'excision, un orifice communiquant dans un nouveau cul-de-sac; il s'agit d'un diverticule propéritonéal. On a ainsi l'explication de la sonorité et du gargouillement obtenus après l'évacuation du principal sac, lorsqu'on pratiquait le taxis avant l'opération.

OBSERVATION IV

(MM. Demons et Binaud.)

Hernie à diverticule sacculaire propéritonéal.

B..., Marie, soixante-deux ans, sans profession, entre le

7 juillet 1892 à l'hôpital Saint-André, avec des signes d'étranglement herniaire au niveau de la région ombilicale.

Interrogée sur ces antécédents personnels, cette femme nous aprend que, sauf une fièvre typhoïde à l'âge de vingt ans et un abcès froid ouvert à la partie supéro-interne de la cuisse, vers l'âge de cinquante-sept ans, elle n'a jamais été gravement malade.

Elle s'est mariée à l'âge de dix-huit ans et, depuis cette époque jusqu'à l'âge de trente-quatre ans, elle a eu cinq enfants, aujourd'hui bien portants. Les quatre premières grossesses ont été très rapprochées. Sa vie génitale ne présente pas d'autres incidents qui soient dignes de remarque; elle a toujours été bien réglée jusqu'à l'âge de quarante-cinq ans, époque de la ménopause.

La tumeur ombilicale dont elle est atteinte aurait débuté il y a quatre ans environ, sans cause connue: cette tumeur, du volume d'un œuf de pigeon, était molle au toucher ; elle se réduisait aisément sous la pression des doigts, mais se reproduisait avec la plus grande facilité dans la position assise ou à l'occasion du moindre mouvement.

Dans les premiers temps de son apparition, elle ne s'accompagna d'aucun trouble de la santé: les selles étaient régulières; mais survinrent bientôt des troubles dyspeptiques, dont la répétition devint dans la suite plus fréquente.

Toutefois, aucun bandage herniaire ne fut conseillé ni appliqué; après chaque période de troubles digestifs, la tumeur devenait un peu plus volumineuse; bientôt même, c'est-à-dire à la fin de l'anée dernière, la malade constatait son impuissance à en opérer la réduction.

Dans l'après-midi du 6 juillet 1892, sans cause appréciable, la malade fut prise brusquement de vomissements alimentaires; la hernie devint aussitôt très douloureuse et augmenta de volume; le ventre se tendit et, peu après, la malade fut dans l'impossibilité d'émettre par l'anus soit des matières fécales, soit même des gaz.

Dans la nuit qui suivit, les accidents s'aggravèrent; les vomissements, alimentaires au début, devinrent bilieux; les douleurs s'accrurent, l'état général devint mauvais, surtout dans la matinée du lendemain.

La malade fut aussitôt amenée à l'hôpital, le 7 juillet à midi.

A son entrée dans le service, nous constatons que cette femme, dont l'embonpoint est considérable, n'a pas les traits trop altérés; le faciès n'est pas grippé, la peau a conservé une certaine fraîcheur, le pouls est régulier, les pulsations sont bien frappées.

An niveau de l'ombilic existe une tumeur présentant le volume d'une grosse orange; elle est arrondie et la peau qui la recouvre est tendue et violacée. A son centre, apparaît la cicatrice fortement déplissée et réduite à une simple dépression. De consistance régulière et mate à la percussion, cette tumeur, très douloureuse au palper, est complètement irréductible, molle et pâteuse.

Les urines sont normales. Le thermomètre, placé dans l'aisselle, marque 37°3; le pouls est à 90.

Toutefois, comme le diagnostic de hernie ombilicale étranglée paraissait bien évident et que les accidents menaçaient de s'aggraver, la kélotomie fut décidée et proposée séance tenante à la malade, qui l'accepta.

Elle fut pratiquée par le professeur A. Desmons, assisté du Dr Binaud et de ses autres aides habituels.

Opération. — Chloroformisation prudente; sommeil facile. Antisepsie rigoureuse de tout le champ opératoire, qui est lavé à la brosse et au savon, passé ensuite à l'alcool et au sublimé et maintenu isolé au moyen de serviettes phéniquées.

Incision verticale de 8 centimètres passant par le milieu de la tumeur ombilicale. Section des téguments jusqu'au sac: celui-ci est ponctionné en son milieu avec le bistouri; son ouverture est maintenue béante au moyen de deux pinces à forcipressure et agrandie ensuite sur le doigt avec des ciseaux mousses, parallèlement à l'ouverture cutanée.

Le sac herniaire renferme une masse de tissu épiploïque,

rouge, œdématié, unie fortement à ses parois; l'intérieur de la cavité sacculaire paraît cloisonné et divisé en loges secondaires par adhésion de l'épiploon en plusieurs points. Ces adhérences du sac et du tissu épiploïque sont détachées, soit avec le doigt, soit avec la pointe des ciseaux mousses ou du bistouri.

Quand toute la masse a ainsi recouvré son indépendance, on la soulève avec précaution et on s'aperçoit qu'elle s'étale sur une anse d'intestin grêle qu'elle enveloppe comme d'un second sac. Ce sac épiploïque est à son tour sectionné dans le sens et l'étendue de l'incision cutanée, après hémostase préventive au moyen de pinces à longs mors.

L'anse d'intestin grêle qui est herniée est d'une coloration rouge violacée; elle est unie à l'épiploon sus-jacent par des adhérences récentes et peu résistantes; toutefois, comme l'intestin paraît fortement stricturé, on glisse sur le doigt le bistouri boutonné et l'on pratique inférieurement une section de l'anneau ombilical.

Il est facile alors d'attirer au dehors toute l'anse intestinale et d'en faire l'examen ; outre la teinte rouge vineuse signalée déjà, on constate la présence du sillon qui marque le contour de la portion intestinale serrée et qui, en ce point, est un peu ecchymotique: en somme, l'intestin ne présente que les caractères de l'étranglement à son début; il est soigneusement désinfecté par une compresse-éponge légèrement imbibée de sublimé tiède, et rentré dans l'abdomen. On s'assure avec le doigt que la réduction est parfaite.

Les deux segments de l'épiploon hernié sont alors tirés au dehors pour être détachés, avec les doigts et le ciseau, du pourtour de l'anneau ombilical. Ce temps opératoire est assez aisé; mais, vers la partie inférieure, on sent une nouvelle masse épiploïque; celle-ci est continue à la première et, loin d'être libre dans la cavité abdominale, elle paraît au contraire, fixée au-dessus de l'anneau ombilical.

Au moyen de quelques tractions, il est facile de la dégager et de l'amener au dehors; le doigt, introduit à nouveau, pénètre alors dans un second sac herniaire d'une profondeur de 5 à 6 centimètres environ, situé entre le péritoine et les muscles de la paroi abdominale antérieure. Cette poche, véritable sac péritonéal, renfermait ainsi une partie de la masse épiploïque contenue dans la hernie ombilicale, et sa partie supérieure communiquait par un orifice étroit avec le sac herniaire principal. C'était un diverticule herniaire exclusivement épiploïque.

Après double ligature en chaîne au catgut, tout l'épiploon hernié fut excisé, et le pédicule, après avoir été lavé au sublimé tiède, fut réduit dans l'abdomen: prolongement inférieur de l'incision des divers plans de la paroi abdominale, pour mettre à nu le sac diverticulaire. Dissection soigneuse des deux parois droite et gauche qui, par leur réunion, constituaient auparavant le sac. Abrasion de tout ce qui dépasse le niveau de la paroi abdominale.

Il ne reste plus ainsi qu'à fermer une plaie abdominale analogue à celle que donne la laparotomie. Les bords de l'anneau sont avivés et les lèvres de la plaie sont réunies par un triple plan de sutures: deux plans profonds avec surjet au catgut (péritoine et couche fibro-musculaire), un superficiel, la peau, qui est suturée avec des crins de Florence à points séparés.

Pansement avec la pâte de Socin.

Suites. — Les suites opératoires ont été des plus satisfaisantes; le 19 juillet, on enlève les points de suture; il y a réduction parfaite et réunion par première intention; le 23 juillet, la malade quitte l'hôpital, complètement guérie; la cicatrice est solide et les fonctions intestinales s'accomplissent normalement .

OBSERVATION V

(M. Delbet.)

Hernie ombilicale à diverticules sacculaires sous-cutanés multiples.

Eugénie C..., âgée de trente-sept ans, entre à la Charité, dans le service de M. le professeur Duplay, le 26 janvier 1892.

C'est une énorme femme, obèse, polysarcique, qui pèse 250 livres. Elle entre à l'hôpital pour une hernie ombilicale volumineuse, sur laquelle la peau présente une plaque de sphacèle large comme la paume de la main. La hernie est réductible presque en totalité. L'escarre, pansée antiseptiquement, met près de deux mois à se détacher. Aussi, M. Duplay ne peut entreprendre la cure radicale que le 31 mars.

Deux incisions curvilignes s'opposant leur concavité circonscrivent un morceau de peau en forme de quartier d'orange, qui est immédiatement réséqué. On arrive sur une masse d'anses intestinales légèrement adhérentes et enveloppées d'épiploon. Une partie de l'épiploon est pédiculisée et réséquée. On détache assez aisément les adhérences lâches et filamenteuses qui se présentent, et on cherche à repousser la masse au travers d'un anneau large d'environ trois doigts qui apparaissait dans la profondeur. M. Duplay, étonné de la difficulté que présente cete réduction, malgré la destruction de toutes les adhérences, regarde de plus près et constate que ce premier anneau n'est pas le véritable anneau ombilical. Ce dernier, plus épais, plus étroit, est situé plus profondément. Entre lui et le faux anneau superficiel, il existe une sorte de trajet intermédiaire qui donne accès dans deux diverticules sous-cutanés, situés l'un à droite et l'autre à gauche, et dont le plus volumineux, celui de droite, mesure au moins 10 centimètres dans le sens transversal. L'intestin est intimement adhérent dans ces deux diverticules; il adhère également au niveau de l'anneau ombilical vrai, et sa libération ne peut être obtenue que par une dissection lente et minutieuse. L'opération est terminée par l'avivement et la suture de l'anneau.

Ainsi donc, outre le sac principal, le seul qu'on ait constaté avant l'opération, il existait deux sacs diverticulaires considérables situés dans le tissu cellulaire sous-cutané et la paroi abdominale. Entre ces sacs diverticulaires et le vrai sac superficiel, il y avait une sorte de faux anneau qui a failli en imposer pour l'anneau ombilical lui-même. On voit quelles conséquences aurait eues cette erreur au point de vue opératoire, si elle n'avait été reconnue à temps. Enfin, l'intestin adhérait dans ces diverticules et à toute la périphérie de l'anneau véritable, de telle sorte que la réductibilité que l'on avait cru constater était seulement apparente et purement illusoire. En réalité, l'intestin, au lieu de rentrer dans l'abdomen, passait simplement du sac principal dans les sacs diverticulaires.

OBSERVATION VI

(M. Bérard.)

Hernie à grand diverticule sacculaire sous-cutané.

C..., Marguerite, âgée de soixante-cinq ans, entre dans la salle Saint-Pierre, le 13 mars 1902, pour des accidents d'étranglements survenus depuis deux jours dans une hernie de la région ombilicale.

Mariée, mère de cinq enfants, dont trois encore vivants, sa dernière grossesse date de trente ans. Il y a vingt-quatre ans, elle vit apparaître assez rapidement, à la suite d'un effort, à droite et au-dessus de l'ombilic, une hernie du volume d'un œuf.

Cette hernie, peu et mal contenue par un bandage, augmenta peu à peu de grosseur, en se faisant sentir par des tiraillements, quand la malade se livrait à des travaux pénibles.

Cinq ou six fois déjà avant la dernière crise, s'étaient produits des accidents d'engouement, avec tension, douleur de la hernie, vomissements, et ballonnement modéré de l'abdomen.

D'ordinaire, ces accidents cédaient par le repos au lit et par l'application de glace sur le ventre.

Dans leur intervalle, la malade restait, cependant, constipée; elle avait des digestions lentes et pénibles. Le dernier étranglement était survenu deux jours avant l'entrée dans le service, brusquement, par de vives douleurs abdominales apparues après le repas de midi, et suivies très rapidement de vomissements. Constipation absolue, pas d'émission de gaz.

A l'examen, la malade se présente avec une altération profonde de l'état général et avec tous les symptômes de l'occlusion aiguë: facies grippé, extrémités un peu refroidies, pouls rapide et un peu tendu, vomissements porracés.

Très obèse, elle a un ventre énorme, ballonné en totalité, avec une large masse proéminente au-dessus et à droite de l'ombilic.

Au niveau de cette masse, la paroi abdominale, moins épaisse, laisse percevoir les ondes péristaltiques de l'intestin incarcéré comme dans les cas où l'étranglement a son siège dans le sac. Sonorité générale.

La palpation permet de reconnaître, dans cette masse vaguement bilobée, d'abord une première loge de la hernie, immédiatement au-dessous de l'ombilic, qui n'est pas même déplissé. Cette loge, du volume de deux poings, se continue à droite et en bas par une deuxième loge.

Cette deuxième loge paraît développée immédiatement audessous des téguments et étalée latéralement jusqu'à une ligne verticale passant par le tiers antérieur de la crête iliaque; en bas, elle arrive à l'arcade de Fallope.

On a ainsi deux sacs, ou plutôt un énorme sac en sablier, dont les deux compartiments communiquent l'un avec l'autre par un orifice qui semble assez étroit, tous deux remplis par l'intestin distendu.

L'intervention immédiate s'imposait. Anesthésie prudente à l'éther.

Opération. — On incise d'abord sur la ligne médiane susombilicale, ce qui permet de libérer partiellement le premier sac, peu adhérent aux téguments. Ce sac ouvert, des anses grêles apparaissent, congestionnées et distendues; entre elles s'insinuent des prolongements épiploïques qui leur adhèrent en plusieurs points. L'épiploon et les anses sont, de même, solidement fixés en quatre points du sac, d'où résultent plusieurs coudures de l'intestin. Toutes ces brides ayant été sectionnées entre deux pinces, on constate que l'orifice de communication du sac avec la grande cavité péritonéale est large de trois doigts au moins, et qu'il n'est le siège d'aucun étranglement ni d'aucune adhérence solide.

Reste encore l'autre sac, qui est beaucoup plus considérable que le premier et qui communique avec lui par un canal de 1 centimètre de long environ, sur 5 centimètres de diamètre.

A ce canal adhère largement l'épiploon; après la section du canal au ciseau sur un point libre, on reconnaît que les anses grêles du premier sac passent dans le second, où l'intestin est encore plus étroitement étranglé que dans le premier. Car, en outre des adhérences de l'épiploon et des anses avec le sac, il y a là un volvulus d'une des anses fixé par une bride récente.

Tous ces obstacles ayant été rapidement détruits, on dévide ainsi environ 1 m. 50 d'intestin grêle, qui est ramené du deuxième sac dans le premier, et de là dans l'abdomen.

Reste à faire la cure radicale. Pour aller plus vite, et surtout pour refermer le plus rapidement possible le grand péritoine, la communication entre les deux sacs est sectionnée entre des pinces et le premier sac traité comme s'il était seul. Une suture en bourse au catgut en ferme le collet, puis ce qui reste en excès est réséqué.

De gros catguts affrontent de même les bords de la ligne blanche, qui sont très relâchés.

Ensuite, par tractions et décollements progressifs, le second sac peut être extirpé comme la poche d'un kyste, sans qu'on ait à faire une autre incision des téguments. Le fond de ce sac contenait une quantité notable de liquide séro-hématique. Au voisinage de l'épine iliaque, une incision de décharge est pratiquée et un grand drain en anse, passé par là, ressort par la ligne d'incision principale, de façon à évacuer les liquides qui pourront s'épancher dans ce grand espace mort.

Une injection de sérum de 500 grammes est faite à la malade sur le lit d'opération.

Le drain est retiré quatre jours après.

Suites simples. Selles dès le lendemain. La malade quitte l'Hôtel-Dieu, guérie, le 8 avril. Actuellement, la cicatrice est solide et on ne constate pas de menace d'éventration au niveau de la ligne blanche.

OBSERVATION VII

(Due à l'obligeance de M. le Dr Gayet.)

Hernie à diverticule sous-cutané et sans péritoine

M. le Dr Gayet fut appelé d'urgence, le 10 septembre 1901, à l'hôpital de la Croix-Rousse, pour une hernie ombilicale chez une femme de cinquante-sept ans, très obèse et qui avait eu trois grossesses.

Cette femme avait été opérée deux fois, dix ans auparavant, par M. Gangolphe, pour accident d'étranglement de sa hernie ombilicale.

La hernie, qui était depuis longtemps ressortie à droite de la cicatrice, s'est étranglée à 3 heures de l'après-midi; la malade ressentit à ce moment une violente douleur, des vomissements eurent lieu aussitôt, avec arrêt absolu des gaz et des matières.

Opération. — On pratiqua l'opération à 11 heures du soir. Incision sur la ligne médiane, intéressant l'ancienne cicatrice; on tombe vite sur le péritoine adhérent et on ouvre largement. On trouve, à droite du pédicule, la hernie sortie entre les muscles droits; elle est dans une loge sous-cutanée et adhérente aux parois de cette loge, qui est sillonnée de brides, de sorte que le côlon descendant qui est sorti se trouve:

1° Coudé sur l'arête formée par la lèvre droite de l'éventration;

2° Etranglée en plusieurs points par les brides.

Il n'y a pas de *sac péritonéal.* L'intestin semble avoir passé à travers le bouton péritonéal de la dernière intervention; la peau et le tissu cellulaire sous-cutané sont les seules enveloppes.

On tire sur le pédicule de façon à tendre les adhérences qui existe surtout en arrière entre le méso-côlon et le péritoine pariétal éversé. On dissèque ces adhérences jusqu'à libération de l'intestin, qui est réduit. Il est rouge, avec effusion sanguine interstitielle; il y avait du liquide sanglant dans la poche, mais pas de sillon menaçant.

Il reste une masse d'épiploon grosse comme le poing et adhérente; on la résèque après ligature en chaîne et on peut alors refouler le pédicule dans l'abdomen.

On opère la reconstitution de la paroi, qu'on avait été obligé, au cours de l'intervention, d'inciser sur une ligne transversale perpendiculaire à la première pour se faire du jour; on fait un premier plan de suture du péritoine au moyen de catgut, puis un autre plan musculo-cutané en fil métallique.

Suites. — Le lendemain eurent lieu des symptômes péritonéaux accentués; vomissements et température. Cependant, les jours suivants, tout se calma. La malade est sortie en pleine guérison trente jours après l'intervention.

ÉTIOLOGIE

La variété de hernies ombilicales qui nous occupe reconnaît à peu de chose près les mêmes facteurs étiologiques que la hernie ombilicale proprement dite. Toutefois, dans un premier paragraphe, nous en allons rappeler brièvement l'étiologie générale, pour pouvoir, dans un second, présenter les quelques différences que nous pourrons trouver au sujet des hernies ombilicales à diverticule sacculaire.

I. ÉTIOLOGIE GÉNÉRALE DES HERNIES OMBILICALES

Ces hernies ne sont pas très fréquentes ; d'après Reclus, nous en trouverions une pour vingt inguinales ou pour deux crurales. Berger a repris l'étude de cette question et, dans une statistique assez récente, a montré que sur 6220 cas de hernies observées chez l'homme, 130 seulement étaient ombilicales et que sur 2229 cas chez la femme, la proportion se trouvait de 496 hernies ombilicales. Cette hernie est donc beaucoup plus fréquente chez la femme ; la grossesse et l'obésité en sont les causes les plus importantes. Nous ne ferons que mentionner celles qui reconnaissent comme facteur étiologique une distension forcée des parois abdominales, comme l'ascite et les tumeurs.

a) *Grossesse.* — La grossesse semble avoir une influence prépondérante ; sur les 496 cas recueillis par Berger, 377 femmes étaient multipares. La distension des tissus de la paroi abdominale et surtout celle de l'anneau ombilical à la fin de la grossesse est une explication bien suffisante. Les grossesses répétées y prédisposent encore plus.

b) *Obésité.* — On a attiré depuis longtemps l'attention sur la fréqnence des hernies ombilicales chez les femmes atteintes d'obésité. Du reste, les causes restent les mêmes que pour la grossesse : distension des parois par les lobules graisseux qui s'infiltrent à travers les mailles aponévrotiques.

c) *Autres causes.* — Nous avons cité plus haut des causes moins fréquentes : ce sont les tumeurs telles que les gros fibromes utérins, les kystes ovariens et parovariens, l'ascite, quelle que soit sa nature. Ces causes agissent également par le même procédé que la grossesse et l'obésité.

II. ÉTIOLOGIE DES HERNIES OMBILICALES A DIVERTICULE SACCULAIRE

Les causes de cette sorte de hernie sont à peu près les mêmes que pour les précédentes ; on peut cependant remarquer quelques particularités dans leur étiologie.

a) *Sexe.* — D'après toutes les observations que nous avons recueillies, nous pouvons constater que cette variété de hernie est exclusivement le partage du sexe féminin ; aucune, jusqu'à présent, n'a été signalé chez l'homme.

b) *Grossesse.* — La grossesse semble avoir également une influence prépondérante; aucune nullipare parmi nos malades. La répétition des grossesses est un facteur étiologique certainement plus important que dans les hernies ombilicales simples.

Dans nos observations, nous ne trouvons qu'une primipare, toutes les autres s'adressent à des multipares dont plusieurs même ont eu jusqu'à cinq enfants.

c) *Age.* — L'âge semble aussi n'être pas indifférent ; c'est dans la seconde moitié de la vie que les hernies diverticulaires ont été surtout remarquées. Une seule malade avait trente-sept ans (observation Delbet) ; mais, par contre, l'augmentation de fréquence de l'affection semble en raison directe de l'élévation de l'âge. Quatre malades avaient plus de cinquante ans, une même avait atteint sa soixante-dix-septième année, c'est donc dans les environs de la cinquantaine que la fréquence des hernies ombilicales à diverticule sacculaire est la plus grande.

ANATOMIE PATHOLOGIQUE

Nous ne voulons pas insister ici sur la délimitation du point précis par lequel se fait le passage de la hernie ombilicale ordinaire, et revenir sur les nombreuses discussions qui eurent lieu à ce sujet ; cette question, du reste, n'est pas encore définitivement résolue.

Nous admettrons avec Malgaigne, Cruveilhier et Cooper la possibilité du passage de la hernie par l'anneau ombilical lui-même ; mais nous ne nierons certes pas l'existence de hernies adombilicales ou juxta-ombilicales, les plus fréquentes, d'après Richet, qui se frayent une voie à travers les orifices laissés libres entre l'entre-croisement des fibres de la ligne blanche.

Nous sommes prêt, cependant, à mettre de côté l'opinion de Hugo Sachs, qui nie la possibilité du cheminement de la hernie à travers le canal ombilical de Richet, car il nous semble que l'existence de ce canal explique très bien la présence de diverticules sacculaires propéritonéaux et sous-cutanés.

Nous n'avons pu, dans les différentes observations recueillies, nous rendre compte du passage exact parcouru par le diverticule sacculaire, sauf toutefois dans celle de M. Bérard où l'orifice était nettement adombilical ; il s'était produit à travers une éraillure de la ligne blanche, voisine de l'orifice herniaire principal, mais qui en était séparée cependant par une paroi assez large et assez épaisse.

Nous allons nous occuper maintenant du sac de la hernie diverticulaire, de son siège, de son contenu et enfin des agents qui peuvent causer son étranglement.

I. SAC

Parmi les différentes observations que nous avons pu rassembler, la plupart présentent un diverticule propéritonéal ; toutefois, dans l'observation que nous devons à l'obligeance du Dr Gayet, le diverticule n'avait pas d'enveloppe séreuse. Nous étudierons donc d'abord les hernies à diverticule péritonéal et ensuite celles qui possèdent un diverticule sans péritoine.

1o Hernie avec diverticule sacculaire péritonéal.

Avant de nous occuper des diverticules sacculaires vrais, nous voulons attirer l'attention sur la fréquence des faux diverticules, que forment par un cloisonnement du sac des adhérences multiples qui peuvent arriver à délimiter ainsi des loges presque complètes. Lucas Championnière a remarqué fréquemment cette disposition dans les hernies ombilicales et dit à ce sujet :

« Dans certains cas, chez les grosses femmes, la hernie s'étale en quelque sorte dans l'épaisseur de la paroi ; dans tous les cas, du reste, le volume de la hernie est bien plus considérable que les apparences ne semblent l'indiquer, et lors de la dissection, on est tout surpris de rencontrer un sac considérable et une masse de viscères, surtout d'épiploon, occupant des diverticules que l'on n'avait pas soupçonnés. »

La fréquence de ces fausses loges est grande, mais en général les adhérences qui forment les cloisonnements sont facilement reconnaissables ; elles se détachent avec peu de peine par arrachement ou par section. Le sac apparaît alors nettement uniloculaire, bien qu'il n'ait jamais présenté, grâce à son absence de pédicule ou de collet, les caractères typiques du véritable diverticule sacculaire.

Les diverticules sacculaires peuvent être uniques ou plus rarement multiples dans une même hernie.

a) Lorsque le diverticule est unique, le sac herniaire présente deux loges ordinairement de dimensions différentes. Le sac principal ou primitif est de volume variable, d'autant plus considérable en général que la lésion est plus ancienne ; il possède un collet dont nous ne nous occuperons pas. Le long de son pédicule, ou même à sa surface, se trouve un nouveau collet de dimensions variables, qui peut atteindre 5 centimètres de diamètre comme dans le cas de M. Bérard ; ce collet était prolongé par un pédicule de 1 centimètre.

Ce nouveau pédicule aboutit dans le diverticule sacculaire. Ce diverticule peut avoir un volume plus ou moins grand. Quelquefois, comme dans l'observation de Terrier, il arrive jusqu'à « mi-chemin de l'ombilic et du pubis ». Plus rarement, il peut atteindre les dimensions *considérables ;* on a pu s'en rendre compte dans l'observation de M. Bérard : le diverticule était, dans ce cas, beaucoup plus volumineux que le sac principal, à tel point qu'il atteignait, par son extrémité inférieure, l'arcade de Fallope et qu'il s'étendait de chaque côté, en dedans jusqu'à la ligne blanche, en dehors presque jusqu'aux muscles de la masse sacro-lombaire. C'est particulièrement sur la possibilité de la grandeur des diverticules sacculaires que nous voulons insister. Ce fait nouveau de l'anatomie pathologique de la hernie ombilicale diverticulaire apporte des considérations nouvelles tant au sujet de la pathogénie de l'étranglement qu'au sujet du mode opératoire nécessaire pour la cure radicale de cette affection.

b) Jusqu'ici, des diverticules multiples n'ont été observés qu'une fois, dans le cas de M. Delbet. On put voir pendant l'intervention plusieurs diverticules sacculaires ; ils étaient au nombre de deux ; chacun avait un anneau propre qui était greffé sur le sac principal.

2° Hernie à diverticule sans péritoine.

Nous devons à l'obligeance de M. le Dr Gayet une observation inédite d'un cas de hernie ombilicale qui ne présentait pas de diverticule péritonéal. Jusqu'ici, c'est croyons-nous, la seule hernie qui offrait cette particularité, mais il est vraisemblablement très possible d'en remarquer dans la suite ; aussi, croyons-nous intéressant d'en dire quelques mots.

Cette hernie, qui avait un sac principal péritonéal, avait aussi un diverticule nettement sous enveloppe séreuse, comme le prouve l'observation. La peau et le tissu cellulaire sous-cutané étaient les seules enveloppes de la masse herniée. Il existait une rupture du sac par laquelle s'étaient échappés les viscères. Le contenu de cette poche n'ayant rien de particulier, nous en remettons l'étude jusqu'au moment où nous parlerons du contenu des hernies diverticulaires en général.

II. SIÈGE DU DIVERTICULE SACCULAIRE

Après avoir remarqué la présence de diverticules sacculaires avec ou sans séreuse dans les hernies ombilicales, nous allons voir maintenant leur localisation dans les différentes couches de la paroi abdominale. D'après nos observations, nous constatons que les diverticules peuvent se trouver soit directement en avant du péritoine pariétal, soit au contraire en avant de la couche musculaire formée par les muscles droits de l'abdomen. Il nous faudra donc diviser l'étude de cette localisation en deux paragraphes : l'un pour les hernies à diverticule propéritonéal, l'autre pour les hernies à diverticule promusculaire ou sous-cutané.

1° Hernie à diverticule propéritonéal.

Elles sont relativement plus fréquentes que les hernies à diverticule sous-cutané. Le diverticule se trouve directement placé dans le tissu propéritonéal, entre le péritoine pariétal en arrière et le fascia transversalis en avant. Cette loge, formée généralement au dépens de la cavité abdominale, peut cependant refouler dans quelques cas la paroi abdominale vers l'extérieur. Le plus souvent, la loge diverticulaire est située à la partie inférieure de l'anneau ombilical (dans l'observation de Terrier et dans

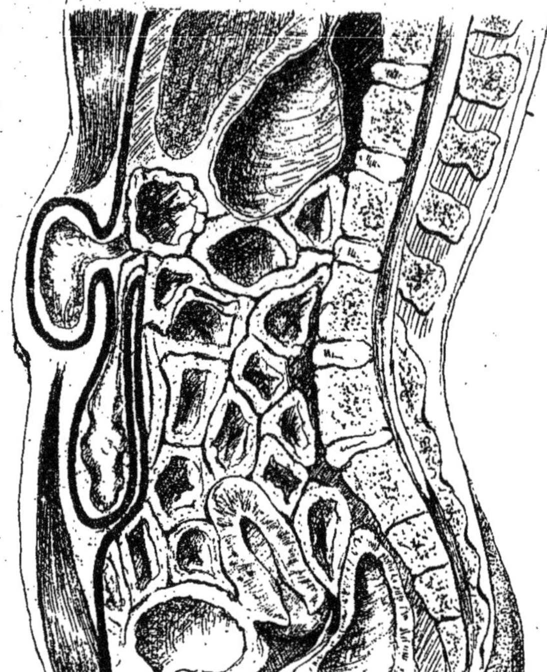

Fig. 1. — Hernie à diverticule sacculaire pro-péritonéal.

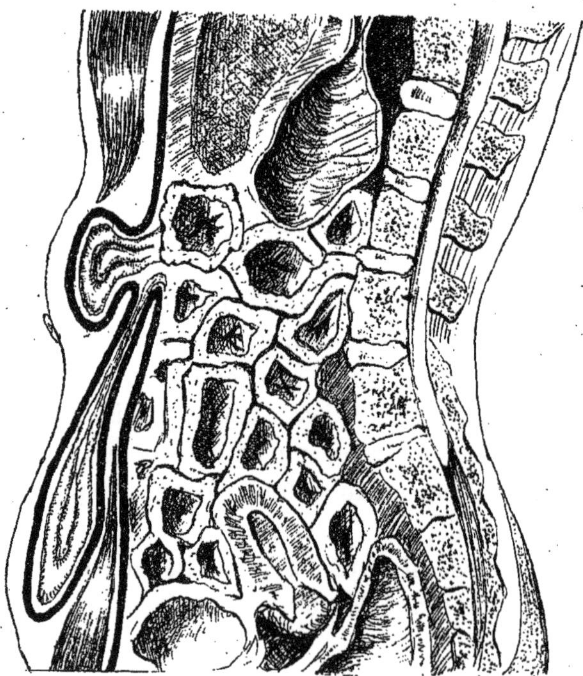

Fig. 2. — Hernie à diverticule sacculaire sous-cutané.

celle de Demons) ; pourtant une fois, et il est plus difficile de se l'expliquer, le diverticule se trouve à la partie supérieure de l'anneau ombilical (Sanger).

2° Hernie diverticulaire promusculaire ou sous-cutanée.

Lorsque cette variété de hernie se présente, la paroi abdominale est en très mauvais état. Le diverticule sacculaire se trouve dans le tissu cellulaire sous-cutané, en avant du fascia superficialis qui recouvre les muscles de la paroi abdominale et directement sous la peau. Cette loge est formée au dépens de l'élasticité des téguments ; jusqu'ici, on ne l'a toujours trouvé qu'à la partie inférieure de la cicatrice ombilicale, deux fois à droite et une fois à gauche.

III. CONTENU DU DIVERTICULE SACCULAIRE

Le sac principal de la hernie contient presque toujours de l'épiploon, car les sujets qui en sont porteurs sont tous des adultes ; mais il peut contenir aussi des anses intestinales grêles ou bien une portion de côlon transverse.

Quant au diverticule, il renferme le plus souvent l'un ou l'autre, épiploon ou intestin. Deux fois (observation Sanger et observation Demons) le contenu était exclusivement de l'épiploon ; trois fois, au contraire, il n'y avait dans le diverticule que des anses intestinales grêles (observations Terrier, Quénu, Delbet). Dans les deux observations nouvelles qui nous ont été communiquées (observations de MM. Bérard et Gayet), le contenu était mixte et comprenait de l'épiploon et de l'intestin. Il est probable que le contenu du diverticule varie avec le volume de ce dernier ; le plus souvent, l'anse intestinale est de petite dimension, mais les grands diverticules sacculaires qui sont en général sous-cutanés peuvent contenir une longueur considérable d'intestin grêle, comme M. Bérard a pu le constater pendant l'opération de la hernie dont le diverticule renfermait plus de $1^{m}50$ d'intestin.

Mentionnons encore la fréquence des adhérences qui unissent étroitement les viscères aux parois du sac diverticulaire.

Le contenu ne varie pas lorsque le diverticule ne comporte pas d'enveloppe péritonéale, et les adhérences qui ont été trouvées unissaient les viscères aux tissus environnants qui servaient de parois à ce diverticule.

IV. AGENTS DE L'ÉTRANGLEMENT

L'étranglement est très fréquent dans les hernies à diverticules sacculaires, on pourrait dire même qu'il est la règle. Il faut en étudier les agents d'abord dans les hernies à petit diverticule dont le genre propéritonéal est le type et ensuite dans les hernies à diverticule volumineux qui est promusculaire.

1° Dans le diverticule propéritonéal.

La présence du diverticule amène une cause nouvelle d'étranglement, c'est en général au niveau du collet secondaire que la constriction des anses intestinales se produit. Indépendamment de cela, un étranglement peut exister au niveau du collet principal. La coudure brusque du diverticule sacculaire et la présence de nombreuses brides formées par les adhérences peuvent encore intervenir.

Comme dans toutes les hernie étranglées, on remarque la rougeur des anses intestinales soit un sillon menaçant, et le sac renferme une quantité variable de sérosité sanguinolente.

2° Dans le diverticule promusculaire.

Les agents d'étranglement seront les mêmes, qu'il s'agisse de diverticules sans péritoine ou bien avec péritoine. Outre la présence des deux collets, comme nous l'avons dit précédemment, et la coudure formée par les lèvres de l'éventration, la grandeur du diverticule ellemême est un nouveau facteur d'étranglement.

Dans un grand diverticule, les anses intestinales peuvent se replier, s'enrouler et se tordre sur elles-mêmes ; une forte adhérence peut servir de pivot à cette torsion et permettre ainsi la formation d'un *volvulus véritable* à nœuds compliqués, comme l'a remarqué M. Bérard chez sa malade. Ce fait remarquable est unique dans l'histoire de la hernie ombilicale.

PATHOGÉNIE

La pathogénie des hernies ombilicales à diverticule sacculaire est encore complètement ignorée. Au sujet des autres hernies diverticulaires, plusieurs théories ont été formulées. Nous allons les énumérer sommairement et voir si elles peuvent contenir aux cas qui nous occupent. De plus, comme il nous a été permis de recueillir un plus grand nombre d'observations de hernies ombilicales à diverticule sacculaire qu'on ne l'avait pu faire auparavant, et bien que nous n'ayions pas la prétention d'édifier en ce travail une théorie nouvelle, nous essayerons de faire quelques remarques sur cette pathogénie, heureux si nous pouvons ajouter quelques considérations nouvelles sur ce chapitre encore obscur des hernies ombilicales à diverticule sacculaire.

I. THÉORIES PATHOGÉNIQUES DE LA HERNIE INGUINO PROPÉRITONÉALE

1° Théorie de la formation d'un sac secondaire.

Tessier admet à ce sujet la réduction en masse du premier sac, qui devient propéritonéal, et du collet duquel naîtrait, sous l'influence de la pression intestinale et des manœuvres de taxis répétées, un nouveau sac inguinal.

2° Théorie du refoulement progressif et de la réduction partielle.

Elle a été édifiée par Streubel et admise par Kronlein. Le sac inguinal se forme le premier et le sac propéritonéal se forme secondairement, à la suite de manœuvres de réduction exercées par le malade. L'orifice interne étant rétréci, l'anse intestinale ne peut rentrer dans la cavité abdominale, et la distension se faisant peu à peu, la loge propéritonéale se trouve constituée.

3° Théorie de la traction intra-abdominale.

Cloquet et Demeaux ont démontré que le collet du sac peut être attiré par suite d'adhérences; le collet ne se trouve plus alors en rapport avec l'anneau inguinal et, si de nouvelles anses intestinales pénètrent dans le sac, ce dernier étant déjà rempli et sa capacité étant limitée par le canal inguinal, ces anses s'étalent entre le péritoine et le *fascia transversalis*.

4° Théorie des diverticulums.

Des diverticules péritonéaux se trouvent à la face profonde de la paroi abdominale, au voisinage des fossettes inguinales. Rokitanski et Linhart les ont rencontrés; ils étaient du volume d'un haricot ou d'une noix, ou bien de la grosseur d'une pomme, et alors habités par des anses intestinales. Ils peuvent être attirés par un lobule graisseux dans les points faibles de la paroi, ou bien ils s'engagent au niveau du passage des vaisseaux ou des nerfs. Leur présence explique la formation de hernies profondes qui restent ignorées.

5° Théorie d'un vice de conformation congénitale du canal vagino-péritonéal.

D'après Ramonède, le canal vagino-péritonéal non oblitéré dans sa totalité ou oblitéré en partie, à partir seulement de l'orifice inguinal externe, présente dans sa portion abdominale une première ampoule fusiforme, qui s'étend jusqu'à l'orifice interne du canal. Si l'intestin s'engage dans ce premier renflement, il le remplit d'abord avant de s'engager dans le trajet inguinal qui forme le deuxième sac. Le premier sac, se distendant, se logera dans le tissu cellulaire propéritonéal.

II. THÉORIES PATHOGÉNIQUES DE LA HERNIE CRURALE PROPÉRITONÉALE

Pour la hernie crurale, les mêmes théories ont été invoquées. Tessier pense que le sac diverticulaire est dû à la formation d'un sac secondaire; il attribue la constitution de ce sac à des manœuvres de taxis et à la pression intestinale.

III. CONSIDÉRATIONS PATHOGENIQUES SUR LA HERNIE OMBILICALE A DIVERTICULE SACCULAIRE

Remarquons, en premier lieu, que cette variété de hernie ombilicale ne possède jamais, à l'encontre de la hernie inguinale diverticulaire, de diverticulum interstitiel, parce que la loge aponévrotique des muscles droits de l'abdomen se trouve hermétiquement close.

Nous croyons que la formation du diverticule sacculaire de la hernie ombilicale se produit par deux processus, soit par distension du sac primitif, soit par effraction ou rupture de ce sac.

1° *Formation du diverticule par distension.*

Aucune des théories précitées ne paraît suffisante à elle seule pour expliquer la formation du diverticule sacculaire dans la hernie ombilicale. La théorie du refoulement progressif, édifiée par Streubel, répond le mieux à la formation générale de la hernie diverticulaire. Comme cet auteur l'avait remarqué pour la hernie inguinale, nous voyons, d'après nos observations, que la formation du diverticule de la hernie ombilicale est *secondaire*, que c'est en quelque sorte une hernie nouvelle greffée sur la première. Nos malades, en effet, avaient toutes des hernies anciennes, dont quelques-unes n'avaient pas été traitées, mais dont les autres avaient récidivé après une cure radicale.

Tous les facteurs généraux qui président à l'accroissement des hernies entrent pour une grande part dans la production du diverticule: mauvais état des parois abdominales, lois physiques de la pression en général intra-abdominale (toux, défécation) ou extra-abdominale (manœuvres de taxis répétées).

Mais il existe une autre cause indispensable à la formation du diverticule dans la hernie ombilicale; cette cause première, c'est la présence *du canal ombilical de Richet*. Ce canal, formé par un pont fibreux qui relie les deux muscles droits, sert de passage à la hernie primitive. Celle-ci tend à s'accroître, mais le canal de Richet ne se laisse pas distendre suffisamment, et le cours de l'accroissement se trouvant ainsi détourné, la distension du sac primitif se fera dans un sens opposé, où la résistance offerte se trouvera moindre.

Deux cas peuvent se présenter, qui correspondent à la formation des deux sortes de diverticules :

1° *Formation du diverticule sacculaire propéritonéal.*

La ligne blanche se trouvant suffisamment résistante ne se laissant pas rompre sous l'effet de la pression abdominale, le diverticule se forme naturellement en arrière de cette ligne blanche et en avant du péritoine. Le diverticule est donc directement propéritonéal.

2° *Formation du diverticule promusculaire ou sous-cutané.*

La ligne blanche, présentant quelque éraillure ou se rompant en un point, la distension du sac se produit en cet endroit même, la séreuse s'engage dans le passage qui s'offre à elle, se distend peu à peu et le diverticule promusculaire se trouve constitué.

IV. FORMATION DU DIVERTICULE PAR EFFRACTION

Il est probable que, dans la variété de hernie à diverticule sans péritoine, le même processus est à invoquer, mais avec quelques modifications. La tumeur herniaire tend à augmenter de volume ; mais le péritoine ne pouvant glisser, soit par suite d'adhérence du collet à l'anneau ombilical, soit à cause de la constriction de la séreuse par la masse herniaire au même niveau, le sac ayant atteint son maximum de dilatation, il se produit une rupture au point le plus aminci et les viscères s'échappent par cette effraction.

Dans le seul cas de ce genre, observé par M. le Dr Gayet, les viscères se trouvaient directement dans la peau, car le diverticule était sous-cutané.

SYMPTOMATOLOGIE

Les symptômes généraux des hernies ombilicales diverticulaires ne diffèrent pas essentiellement de ceux que présentent les hernies ordinaires. Nous les énumérerons brièvement. Les symptômes physiques présentent quelques particularités dans les hernies ombilicales diverticulaires; nous les passerons en revue d'une façon plus détaillée.

1° Symptômes généraux.

Dans toute hernie ombilicale, réductible ou irréductible, on peut noter: de la gêne réelle et constante au niveau de la région malade, de la douleur sourde, exagérée par la pression. Des troubles digestifs vagues, mal définis, des tiraillements. Des phénomènes dyspeptiques viennent même s'ajouter: anorexie, éructations fréquentes après les repas.

Si la hernie s'étrangle, les symptômes généraux s'accentuent. Le malaise augmente jusqu'à l'anxiété, puis surviennent: l'arrêt de la circulation des matières fécales et des gaz, des vomissements continus ou intermittents, alimentaires, muqueux, puis bilieux et fécaloïdes; le hoquet secoue le malade, dont le facies est pâle et prostré. Tous les symptômes du choléra herniaire sont présents.

2° Signes physiques.

L'inspection permet de remarquer la présence de deux tumeurs de volume différent.

C'est la palpation qui donne le plus de renseignements. Deux cas peuvent exister. Nous pouvons avoir affaire, tantôt à une tumeur unique, tantôt à une tumeur que nous sentirons nettement bilobée (observation Bérard).

a) *La tumeur est unique.* — Quand on essaie le taxis, la réduction de la tumeur commence à s'opérer, mais, après quelques manœuvres, le passage du contenu du sac dans la cavité abdominale ne se fait plus: la réductibilité est incomplète. Ce symptôme (observation Quénu et Delbet), s'explique facilement par le passage des anses intestinales du sac dans le diverticule propéritonéal, et non dans la cavité abdominale. La percussion peut donner quelques renseignements utiles: sonorité due à la présence des anses intestinales dans le diverticule.

b) *La tumeur est bilobée.* — On peut sentir que la tumeur sous-cutanée a la forme d'un sablier dont les deux loges sont réunies entre elles par un pédicule rétréci.

La réduction n'était pas possible, dans l'observation de M. Bérard, à cause des nombreuses adhérences qui rattachaient les anses intestinales à la paroi du sac. Il est cependant probable que si les adhérences n'existaient pas, le refoulement des anses intestinales serait possible du diverticule dans le sac et qu'on pourrait se rendre compte de ce phénomène à la palpation .

DIAGNOSTIC

Etablir le diagnostic général de hernie ombilicale est chose facile, mais il n'en est pas de même pour établir celui de hernie diverticulaire.

1° Diagnostic du diverticule propéritonéal.

En effet, jusqu'ici, le diagnostic n'avait jamais été fait avant l'intervention; pour Prieur, il ne semble pas tout à fait impossible, et il dit à ce sujet: « Si on est, par exemple, en face d'une femme à parois abdominales relâchées par de nombreuses grossesses, on pourra peut-être arriver à limiter, par une palpation attentive et minutieuse, combinée avec la percussion, une masse plus ou moins résistante qui semblera adhérer à la face profonde des téguments. »

Il est à remarquer que, chez la malade de Quénu, le doigt pouvait pénétrer, après la réduction, dans l'orifice herniaire, et cependant, « il existait encore une anse intestinale non réduite, comme le démontraient la percussion et la palpation », et pendant l'intervention, on put remarquer que cette irréductibilité était due au passage de la portion d'intestin non réduite dans le diverticule propéritonéal.

Cette réductibilité incomplète doit attirer l'attention du clinicien et le prévenir, de sorte que si le diagnostic ferme de hernie diverticulaire lui est impossible, il en pourra entrevoir l'éventualité, et d'autant plus si le malade qu'il examine est une femme obèse, multipare, d'âge assez avancé, et que l'affection est ancienne. Notons cependant, comme cause d'erreur possible, la présence d'un étranglement au niveau du collet.

2° Diagnostic du diverticule promusculaire.

Mais il est d'autres cas où le diagnostic ferme de hernie diverticulaire est possible: on pourra le faire avec certitude lorrsqu'on se trouvera en présence d'une tumeur en sablier, dont les deux lobes seront nettement perçus, ainsi que le pédicule diverticulaire, que les deux masses seront sous-cutanées, condition qui facilite la palpation. Si l'on peut suivre la direction du pédicule, cela permettra de faire le diagnostic différentiel avec une éventration coïncidant avec une hernie ombilicale chez le même malade.

Le diagnostic avait été fait par M. Bérard chez sa malade, et c'est la possibilité d'un diagnostic ferme dans des cas semblables que nous voulons ici indiquer.

PRONOSTIC

Le pronostic de la hernie diverticulaire ne diffère pas de celui des hernies ombilicales ordinaires. Les causes d'étranglement sont plus nombreuses; aussi la cure radicale s'impose-t-elle ici avec plus d'autorité que dans les hernies ombilicales ordinaires. Le pronostic post-opératoire ne diffère en aucune façon de celui des hernies ombilicales en général.

TRAITEMENT

La cure radicale est le seul traitement rationnel de la hernie ombilicale. Sans vouloir discuter les inconvénients et les avantages des multiples procédés d'intervention, nous pensons qu'il est préférable, pour notre variété de hernie, de pratiquer une laparotomie simple. Ce mode opératoire, en face d'une femme obèse et dont l'affection est ancienne, répondra, en effet, à tous les desiderata possibles.

Pendant l'intervention, le chirurgien, pour se donner plus de jour, pourra, s'il le juge nécesaire, tracer une incision perpendiculaire à la première et tombant en son milieu. Ce temps de nécessité a été mis trois fois en pratique par Terrier, Quénu et M. le Dr Gayet.

L'incision aussitôt terminée, on ouvre les loges et on refoule les viscères dans la cavité abdominale. L'épiploon réséqué, on fait une suture en chaîne; puis la paroi est reconstituée de la façon qui semble préférable.

La laparotomie simple suffit dans bien des cas; lorsque le diverticule est sous-cutané, souvent il ne sera pas nécesaire de pratiquer une nouvelle incision. M. Bérard, après avoir refoulé les organes dans la cavité abdominale, sutura le collet et, dans un temps suivant, disséqua le diverticule.

Celui-ci était logé très profondément; des décollements et tractions progressives l'extirpèrent facilement, sans qu'il fût nécessaire de donner du jour par de nouvelles incisions. Quelquefois pourtant, les brides adhérentes pourraient être trop résistantes; on pratiquerait alors une incision de secours.

CONCLUSIONS

I. Parmi les hernies ombilicales de l'adulte, il en existe une variété que nous nommerons, avec M. Bérard: les hernies ombilicales à grand diverticule sacculaire. La littérature médicale comporte un certain nombre d'observations de ce genre. Les hernies à diverticule les plus volumineuses ont été observées par MM. Terrier, 1879, Saenger, 1890; Savariaud, Demons et Binaud, 1893; Delbet, 1894, et enfin Bérard, Gayet, 1901.

II. Ces hernies diverticulaires se rencontrent presquc toujours chez les femmes; l'âge, l'obésité, la grossesse et particulièrement les grossesses multiples en sont les causes prédisposantes.

III. Le diverticule sacculaire présente, dans la majorité des cas, une enveloppe péritonéale; quelquefois, cependant, il en est dépourvu. De volume variable, il peut atteindre des dimensions considérables. Il communique avec le sac principal par un pédicule, et peut être, par son siège, soit péritonéal, soit promusculaire ou sous-cutané. Il contient de l'intestin ou de l'épiploon, et quelquefois ces deux organes s'y trouvent simultanément. Les agents d'étranglement sont les mêmes, qu'il s'agisse de diverticule avec ou sans péritoine (brides, coudure, volvulus véritable parfois).

IV. La pathogénie des hernies à diverticule propéritonéal s'explique par la présence du canal de Richet, celui-ci, inextensible, s'oppose à l'accroissement de volume de la hernie; le contenu, étant refoulé, s'engage dans la voie de moindre résistance et vient former le diverticule par distension. Pour les diverticules sous-cutanés, ils se produisent aux dépens des points faibles du sac primitif et peuvent être orientés et limités, quant à leur orifice, par des éraillures de la ligne blanche. Lorsque le sac atteint son maximum de distension, il peut se rompre, et le diverticule se trouve ainsi formé par effraction.

V. La symptomatologie ne présente aucune différence avec celle des autres hernies; cependant, la palpation révèle tantôt une tumeur unique, tantôt une tumeur bilobée; dans le premier cas, la réductibilité peut être incomplète, parce que les anses intestinales s'engagent dans le diverticule et non dans la cavité abdominale ; dans le second cas, la tumeur a la forme d'un sablier dont les deux loges sont réunies par un pédicule.

VI. Le diagnostic certain de la hernie diverticulaire est facile dans le diverticule sous-cutané; pour la forme propéritonéale, on peut en entrevoir l'éventualité quand la malade sera multipare, obèse, d'âge assez avancé et son affection déjà ancienne; la réductibilité incomplète attirera l'attention du clinicien.

VII. Le traitement par la cure radicale comporte un temps de plus que d'ordinaire: dégagement du diverticule. Sa section et sa ligature se font en même temps que celles du sac primitif. Il est possible, le plus souvent, d'extirper le sac diverticulaire sans incision spéciale, à la façon d'un sac herniaire de grande dimension.

BIBLIOGRAPHIE

Barrier (Paul), De la cure radicale des hernies ombilicales (th. Paris, 1888).

Baumelou, De la cure radicale des hernies ombilicales (th., Lyon, 1895).

Bérard, Archives provinciales de chirurgie, septembre 1902.

Brodier (Henry), Quelques réflexions sur la cure radicale des hernies ombilicales (th. Paris, 1893).

Casteret (Jacques), De la cure radicale des hernies ombilicales de l'adulte et en particulier de l'omphalectomie avec sutures à étages (th. Lyon, 1892).

Demons et *Binaud*, Archives provinciales de chirurgie, 1893.

Duplay et *Reclus*, Traité de chirurgie.

Duplay, De la hernie ombilicale (th. de concours, 1866).

Le Dentu et *Delbet*, Traité de chirurgie.

Lucas Championnière, Cure radicale des hernies, 1892.

Malgaigne, Leçons cliniques sur les hernies (Gazette des hôpitaux).

Mollard, De l'omphalectomie et de la suture abdominale à plans séparés (th. Lyon, 1899).

Mollière, Omphalectomie, leçons de clinique chirurgicale, 1888.

Parize, Mémoires de la Société de chirurgie, 1852 (sur deux variétés nouvelles de hernies).

Prieur (A.), Des sacs herniaires diverticulaires (th. Paris, 1893).

Ramonède, th. Paris, 1883.

Sänger, Centralblatt fur Gynâkologie, juillet 1890.

Savariaud, Bulletin de la Société d'anatomie, mars 1893.

Terrier, Considérations cliniques sur la hernie étranglée (Bulletin de la Société de chirurgie, 1881).

Tessier et *Krônlein*, Bulletin de la Société d'anatomie, 1834.

Tillaux, *Ana*tomie topographique.

Lyon. — Imp. A. REY, 4, rue Gentil. — 31746

3112

www.ingramcontent.com/pod-product-compliance
Ingram Content Group UK Ltd.
Pitfield, Milton Keynes, MK11 3LW, UK
UKHW020402220726
13923UKWH00004B/1680